DISCOURS D'OUVERTURE

DE LA

CLINIQUE CHIRURGICALE

DE NANCY

SUIVI DU PROGRAMME DU COURS DE CLINIQUE GÉNÉRALE

PROFESSÉ DE 1840 A 1873

Par le Dr E. SIMONIN

Directeur honoraire de l'École de Médecine et de Pharmacie
Professeur de clinique chirurgicale à la Faculté
Lauréat de l'Académie de médecine
Membre du Conseil général de l'Association des médecins de France
Chevalier de la Légion d'honneur, etc.

NANCY

IMPRIMERIE BERGER-LEVRAULT ET Cie

11, rue Jean-Lamour, 11

—

1874

75

DISCOURS D'OUVERTURE

DE LA

CLINIQUE CHIRURGICALE

NANCY, IMPRIMERIE BERGER-LEVRAULT ET Cie

DISCOURS D'OUVERTURE

DE LA

CLINIQUE CHIRURGICALE

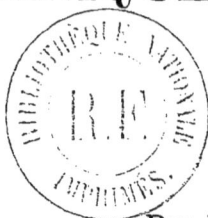

DE NANCY

Par le Dr E. SIMONIN

Directeur honoraire de l'École de Médecine et de Pharmacie
Professeur de clinique chirurgicale à la Faculté
Lauréat de l'Académie de médecine
Membre du Conseil général de l'Association des médecins de France
Chevalier de la Légion d'honneur, etc.

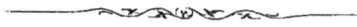

NANCY

IMPRIMERIE BERGER-LEVRAULT ET Cie

11, rue Jean-Lamour, 11

—

1874

DISCOURS D'OUVERTURE

DE LA CLINIQUE CHIRURGICALE DE NANCY.

*Avant-propos. — De la préparation à la clinique chirurgicale.
— Buts à atteindre dans la clinique. — Idées générales qui
dominent l'enseignement. — Sources de l'instruction clinique.
— Devoirs des étudiants et devoirs du professeur* [1].

MESSIEURS,

Après la vive manifestation de votre sympathie pour
moi, en août 1872, lors de la clôture du cours de
clinique chirurgicale, je n'ai pas besoin, aujourd'hui, de
vous dire, longuement, combien je suis heureux de me
réunir de nouveau à vous, pour continuer, ensemble,
les études de l'an passé, mettant au profit de votre
instruction chirurgicale tout ce que j'ai pu acquérir
d'expérience durant les trente-six dernières années
pendant lesquelles j'ai concouru de toutes mes forces

[1] Idées exposées le 24 avril 1873, lors de l'ouverture du deuxième se-
mestre de la clinique chirurgicale de la Faculté de médecine, à l'hôpital
Saint-Charles de Nancy, et le 6 décembre 1873, lors de ma première
leçon à l'ouverture des nouvelles cliniques chirurgicales, à l'hôpital Saint-
Léon.

à l'instruction des nombreuses générations d'étudiants qui vous ont précédés dans cette enceinte.

Parfois vos devanciers ont eu le mérite d'apporter un précieux concours, lors de grands événements, et ce n'est pas sans orgueil que l'École de Médecine et de Pharmacie de Nancy a glorifié les dévouements qu'ont fait naître les épidémies de choléra apparues dans notre contrée, et les récentes et tristes nécessités des ambulances nancéiennes, en 1870 et en 1871; ce sont des exemples que vous sauriez imiter, certainement. Mais, sans qu'il surgisse d'événements médicaux de cette importance, votre promotion, Messieurs, se trouve dans des circonstances toutes particulières qui vous laisseront aussi de profonds souvenirs. En effet, vous êtes, en partie, l'espoir de la nouvelle Faculté de Médecine de Nancy, qui, par sa vaste organisation, vous offre pour votre travail de grandes sources d'instruction, et, d'autre part, vous ressentez, déjà, un bonheur qui devient de jour en jour plus intense, celui de voir bientôt la patrie complétement libre d'un joug fatal.

Cette émotion profonde doit, comme tout sentiment de bonheur, nous donner à tous une ardeur plus vive encore que par le passé, et si, au moment le plus cruel de nos malheurs, le cours de nos travaux a pu, ici même, être continué [1], nous devons dans une lutte nouvelle,

---

[1] En 1870-1871, tous les cours de l'École de médecine ont eu lieu suivant le programme habituel; des concours nouveaux ont été institués; tous les examens se sont faits régulièrement, et la clinique chirurgicale, réouverte le 7 novembre 1870 à l'ambulance de la Manufacture des Tabacs où j'étais chirurgien en chef, a été continuée à l'hôpital Saint-Charles à partir de décembre de la même année.

c'est-à-dire dans l'arène scientifique, utiliser l'ardeur
pour le travail au profit de l'honneur de notre pays, en
même temps qu'au profit de l'humanité.

Aujourd'hui, Messieurs, votre ancien professeur de
clinique chirurgicale vous revient avec ce titre seul.
Pendant vingt-deux années vos prédécesseurs et vous-
mêmes l'aviez trouvé investi d'une autorité qui a pris
fin, naturellement, lors de la fusion de l'École de
Médecine et de Pharmacie de Nancy avec la Faculté
de Médecine de Strasbourg. Pendant vingt-deux années,
votre ancien directeur a tenté avec ses collègues de
l'École, par tous les moyens en leur pouvoir, de développer les sources de l'instruction nancéienne, en même
temps que, par tous les moyens aussi, il cherchait à
les faire fructifier parmi vous. Indulgent pour tout ce
qui ne portait pas atteinte à l'honneur d'un honnête
homme, et comptant, avant tout, sur un âge plus
avancé pour amortir les écarts habituels à la jeunesse,
sa mission, sous une foule de rapports, lui semblait
celle d'un vieil oncle à qui sont délégués les pouvoirs
de la famille. Vos prédécesseurs et vous-mêmes,
Messieurs, aviez accepté franchement cette mission
qui n'a pas été sans charme, par suite de l'intimité
créée par cette situation toute spéciale, et qui a per-
sisté avec le plus grand nombre de ceux que vous
remplacez, ici, aujourd'hui. Cette mission ne paraît
avoir motivé aucun regret de votre part, ainsi que,
le 19 novembre 1872, je le disais publiquement dans
mon vingt-deuxième et dernier compte rendu des travaux de l'École, et, à la dernière séance solennelle de

rentrée, vous m'avez donné la preuve bien précieuse que nul d'entre vous ne s'était mépris sur mes préoccupations et sur mon ardent désir de vous être utile. Aujourd'hui, Messieurs, sous les rapports administratifs auxquels je me suis complu à faire allusion, vous êtes en quelque sorte émancipés, et les règlements de la Faculté de Médecine de Nancy enlèvent, en grande partie, le contrôle incessant de tous vos actes. Ici même le directeur a disparu, le professeur seul reste, et je vous adjure de trouver en vous-mêmes le sentiment de la règle journalière dont vous semblez affranchis par la nouvelle organisation à laquelle vous appartenez désormais. Permettez-moi ce conseil amical, ce sera le dernier de ce genre, officiellement du moins, qui vous sera adressé par votre ancien directeur.

Je n'ai pas encore, aujourd'hui, à vous parler de malades examinés déjà avec vous. Si, pendant les dernières vacances, j'ai pu rechercher la situation de notre clinique, je crois peu utile de vous entretenir de sujets d'études à peine entrevus par vous. En effet, après avoir beaucoup voyagé, j'ai constaté combien les auditeurs éprouvent, en général, d'indifférence pour les récits des touristes qui veulent, par la seule parole, rendre leurs observations et leurs sensations; malgré les nombreux détails qu'ils donnent, ils sont rarement compris, et je ne veux, pour ces raisons, vous parler de nos blessés et de nos malades qu'après les avoir vus avec vous dans nos pérégrinations faites chaque jour dans les salles de la clinique. Mais s'il n'est point convenable d'aborder pratiquement, aujourd'hui, nos importants et sérieux sujets d'études, je puis, en continuant ma comparaison de tout à l'heure, vous dire pour notre clinique ce que tout voyageur expérimenté s'empresse de faire connaître à ceux qui vont se mettre en route et vous parler de la préparation qui doit faire fructifier vos recherches. Je vais donc vous entretenir, rapidement, des conditions dans lesquelles doit se trouver un étudiant pour qu'il puisse aborder avec succès la clinique chirurgicale.

J'ai dit, ailleurs [1], que les cliniques bien comprises sont à l'art médical ce que sont aux écoles spéciales les écoles d'application. Mais, pour bien faire l'application des principes, il faut que l'étudiant ait fait déjà une ample moisson de diverses connaissances.

Il est indispensable qu'il sache l'anatomie et la physiologie, qu'il ait acquis les notions relatives à la pathologie chirurgicale comme à la pathologie médicale, et il faut qu'il ne soit pas étranger à la thérapeutique. Or, dans les facultés de médecine, ces importantes matières de l'enseignement ne sont point abordées pendant la première année réservée aux sciences naturelles, à la physique, et à la chimie, dont les applications sont en clinique si précieuses et si fréquentes, et il faut reconnaître que, pendant la seconde année d'études, les grandes sections médicales dont il a été précédemment question ne peuvent être qu'à peine abordées.

[1] V. *Compte rendu des travaux de l'École de Médecine et de Pharmacie de Nancy en 1850-1851*, lu en séance solennelle de rentrée, le 20 novembre 1851, p. 30.

En faut-il conclure que la clinique chirurgicale ne peut être suivie qu'après une troisième année d'études? Non, Messieurs, mais il faut, en vous y présentant beaucoup plus tôt, savoir vous garer de deux grands écueils; l'un de croire ne pouvoir rien comprendre parce que l'on ne comprend pas tout, l'autre de croire avoir tout compris parce que l'on a compris quelque chose ; et ici, comme en toute chose, il ne faut pas s'attendre à faire des récoltes bien sérieuses avant d'avoir semé. Il est bon de s'habituer de bonne heure à l'enseignement clinique, en se gardant bien de diminuer les travaux qui y mènent et qui le fertiliseront sérieusement plus tard. Tout en sachant qu'on ne pourra profiter complétement que d'un certain nombre de faits, vous apprendrez d'abord à voir, ce qui est plus long qu'on ne pense; vous vous familiariserez avec toutes les exigences d'un service hospitalier, avec les mœurs des malades, et c'est à ce moment que votre cœur jouira, surtout, des bienfaits que ceux-ci reçoivent dans notre société moderne; vous planterez, enfin, dans votre esprit des jalons qui traceront la route dans toutes les directions où doivent se retrouver, tôt ou tard, presque tous les faits cliniques, et ce seront ces premiers jalons qui, bien placés, et sans trop de hâte, vous serviront d'indicateurs généraux pendant le cours de votre vie scientifique tout entière. Venez donc sans présomption comme sans défiance exagérée, car il est d'ailleurs certains faits que tout homme étranger à nos études peut aborder et comprendre immédiatement.

Après les grandes études préalables à la clinique et

dont il vient d'être question, il est une préparation
toute spéciale qu'il vous est indispensable d'acquérir,
pour vous permettre de tirer de la clinique chirurgicale tout le fruit possible, en vous évitant un tâtonne-
ment fâcheux et en vous permettant de voir clairement
les faits parfois si compliqués. La préparation spéciale dont je vais vous entretenir n'est point chose ar-
bitraire. Imbu profondément de cette idée et après trois
années d'essai, j'ai résolûment, de 1840 à 1873, à
l'École de Médecine et de Pharmacie de Nancy, par-
tagé mon enseignement de chaque année en deux
grandes sections : l'une pratique, comprenant la clinique telle qu'on la conçoit généralement et sur laquelle
je vais m'arrêter dans quelques instants ; l'autre théorique, renfermant les éléments principaux d'une clinique générale, auxquels succédait la préparation aux
fonctions des élèves externes, stagiaires et internes.
Je regrette de n'avoir plus désormais, à la Faculté,
la mission de vous exposer cette partie du cours à laquelle je consacrais chaque année quarante conférences
environ ; j'en puisais, fréquemment les éléments dans
la clinique chirurgicale même, et dans celle-ci je reve-
nais, très-fréquemment aussi, aux généralités de la partie théorique.

Dans cette clinique générale, à une introduction
comprenant l'historique de la fondation des hôpitaux
et celui de l'établissement des cliniques, succédaient la
théorie de la construction d'un hôpital et la topographie de celui des cliniques. Puis étaient exposées les
définitions des termes employés sans cesse en clinique,

les importantes notions relatives aux éléments du diagnostic et aux nombreuses méthodes d'investigation. La
théorie de l'interrogation des malades était démontrée
sous plusieurs formes. L'énumération des sources d'erreur dans le diagnostic complétait la théorie des recherches. L'indication des bases du raisonnement en
médecine s'ajoutait à cette énumération que suivait la
théorie des fécondes études nécroscopiques. La manière de rédiger et d'écrire les observations était aussi
indiquée avec soin. A ces généralités, tour à tour pratiques et philosophiques, étaient jointes les notions qui
doivent amener un étudiant à remplir convenablement
les fonctions d'élève externe, et la démonstration des
bandages et des appareils, leur application et l'étude
des opérations élémentaires, complétaient cette vaste
introduction aux cliniques proprement dites et aux
fonctions hospitalières. Cette éducation préparatoire,
on le conçoit facilement, ouvrait aux étudiants un
horizon scientifique très-large et leur permettait d'aborder avec beaucoup de fruit les cliniques chirurgicales
et plus tard les cliniques médicales, car ils se trouvaient,
par cette double préparation, dégagés des incertitudes
et des préoccupations qui, sans ces études préalables,
fussent venues les troubler et les arrêter à chaque ins-
tant. Le service d'élève externe était aussi assuré dans
ses conséquences pratiques, et le professeur ne se trou-
vait point arrêté par des questions de détails au moment
de ses leçons, au lit même des blessés. Si, Messieurs,
aujourd'hui je ne professe plus la clinique générale
dont il vient d'être question, les sources de cette ins-

truction ne sont point taries pour vous, et peut-être
les trouverez-vous plus abondantes que par le passé,
puisque deux de mes collègues s'occupent, à la fois, l'un
de l'enseignement des généralités, et l'autre de la théorie
et de l'application des bandages et des appareils [1].

J'ai vu, Messieurs, bien des cliniques chirurgicales,
et pour ne parler que des professeurs français, j'ai
étudié l'enseignement de presque tous les organes offi-
ciels qui, à Paris, ont accru et porté si haut la gloire
de la chirurgie française. J'ai, Messieurs, vu Boyer dans
son service, et j'ai étudié les enseignements de Roux,
Dupuytren, Lisfranc, Velpeau, Blandin, Bérard aîné,
Malgaigne, Laugier, Nélaton et de bien d'autres encore, car je ne veux ici citer que les morts qui com-
posent, déjà, pour ce siècle une bien glorieuse pléiade,
et ces enseignements, comme aussi l'expérience ac-
quise dans ma propre clinique, m'ont inspiré certaines
convictions très-profondes.

Et d'abord la mission du professeur me paraît mul-
tiple. Dans une faculté de médecine qui reçoit les étudiants dès leur début dans les études cliniques, le professeur doit tenter d'amener chacun d'eux à la pratique
professionnelle qui sera le partage du plus grand nombre, et en vue de laquelle il convient d'exposer sérieusement tous les faits qui se présentent, sans craindre
d'aborder les indications que l'on est convenu d'appeler
élémentaires ; puis le professeur doit tenter, selon la

---

[1] Comme appendice à ce discours, se trouve le plan du cours de clinique générale tel que je l'ai suivi pendant trente-trois ans.

mesure de ses forces, de reculer les horizons scientifiques, initiant ses auditeurs aux doutes qui résultent
de l'état de la science.

Pour atteindre ce double but, il n'est pas nécessaire
qu'il existe deux enseignements distincts : loin de là,
l'enseignement doit s'adresser à tous; tous, en effet, se
prépareront à la pratique, en se pénétrant de l'état
actuel de la science et avec la prévision des étapes
qu'elle devra parcourir encore, dans des directions
bien diverses, puis, de ces auditeurs, un certain nombre aidés par des aptitudes spéciales et se trouvant,
plus tard, dans des situations avantageuses aux recherches, soit théoriques, soit pratiques, tenteront plus
particulièrement de résoudre les problèmes qu'ils au-
ront vus surgir dans presque toutes les questions.

Dans l'une et dans l'autre partie de l'enseignement
tel que je viens de l'indiquer, il faut aussi, selon moi,
tenter de partir des faits simples pour s'élever aux faits
les plus compliqués; et, comme cette marche n'est pas
toujours au pouvoir du professeur, il faut sans cesse
songer à reprendre, dès que cela est possible, la chaîne
scientifique logique que les événements journaliers
viennent, dans une clinique, rompre sans cesse et
d'une manière parfois impérieuse.

Quand le nombre des auditeurs n'est point très-con-
sidérable, l'enseignement peut, en outre, prendre pour
eux une forme très-avantageuse, la forme individuelle,
en s'occupant de chacun des auditeurs et en tenant
compte de la route déjà parcourue par lui, à raison de
ses antécédents scientifiques.

Quant aux recherches qui doivent d'une manière toute spéciale contribuer à l'avancement de la science, vous me permettrez, Messieurs, de m'abstenir de considérations personnelles et de dire seulement que la clinique chirurgicale de Nancy s'est associée, parfois très-activement, à certains mouvements scientifiques, soit à l'occasion des opérations relatives au strabisme (1840), soit en vue des recherches relatives aux agents anesthésiques, éther et chloroforme (1847), soit en vue de la guérison des anévrismes par la galvano-puncture (1848), étc.

A côté de l'indication de ces divers buts à atteindre, il convient de vous faire connaître quelques-uns des grands principes qui me guident pour mieux vous diriger vous-mêmes [1].

Je cherche à montrer l'unité clinique qui existe dans les affections appelées tantôt chirurgicales et tantôt médicales, à prouver que dans ces divers états pathologiques les mêmes lois montrent leur puissance, quel que soit le point de notre organisation qui se trouve lésé, comme dans l'état physiologique, bien que la diverse structure de nos organes imprime une différence aux actes de notre organisme, tous ces actes n'en sont pas moins soumis aux mêmes lois, parce que partout ils dérivent des propriétés qui résultent de notre organisation même.

Examinant les affections qui sont le résultat de lé-

[1] V. *Compte rendu* cité pour 1850-1851, p. 31 et suiv.

sions traumatiques, qui sont placées immédiatement
sous l'œil de l'observateur ou qui nécessitent des
opérations, ou, en un mot, les maladies qui sont
désignées habituellement sous le nom d'affections chirurgicales, je m'efforce de montrer l'analogie de leurs
éléments avec ceux des affections dites médicales. Si,
dans ces dernières, les éléments plus profondément ca-
chés, dans certains cas, exigent une intelligence parfois
plus exercée, il est vrai de dire que le diagnostic des
premières mène au diagnostic des secondes. Bien plus,
si on reconnaît parfois isolément, soit en médecine,
soit en chirurgie, les lois qui régissent notre économie,
il est une foule de circonstances où, en chirurgie, il
n'est pas possible de séparer le fait chirurgical du fait
médical qui le domine. Je montre donc comment l'état
d'une plaie décèle la constitution générale et parfois
même certaines diathèses, comment par cette plaie l'on
peut s'assurer si cette constitution se relève, se modifie,
au moyen de la thérapeutique, et je donne en même
temps la preuve que souvent en chirurgie les moyens de
traitement sont les moyens mêmes qu'emploie la médecine. Dans bien des maladies des sens qui relèvent du
domaine chirurgical, il faut vous montrer le fait médical qui prédomine et prouver que le chirurgien est
avant tout médecin, quand il remonte d'une kératite à
la diathèse scrofuleuse, d'une amaurose à une affection
cérébrale, en appréciant les résultats dus à la diathèse
cancéreuse, et en trouvant l'étiologie d'une paralysie
dans la viciation du système osseux. Cette manière de
voir donne à la pratique le plus grand intérêt; les faits

de chirurgie s'éclairent d'un jour très-vif; les opérations deviennent plus rares, parce qu'on ne tente pas l'impossible, et ce n'est plus une partie qui s'offre aux regards du chirurgien, mais l'homme malade, c'est-à-dire l'homme tout entier.

Ceci, Messieurs, m'amène à vous parler d'un autre point, fondamental pour moi, qui concerne l'intervention du chirurgien dans les maladies qu'il doit traiter. On a dit qu'au début de sa carrière le jeune chirurgien, jaloux de reculer les bornes de son art, ne voyait rien d'impossible, et plusieurs fois une ironie mordante, relative à plus d'un grand chirurgien de la première moitié de ce siècle, a, en quelque sorte, flétri l'abus des opérations. Pour ma part, je crois que certains mots, très-spirituels il est vrai, n'ont jamais été prononcés et qu'ils ont été inventés tout simplement comme des formules par des hommes jaloux, avec raison, de la dignité humaine et du respect dû à l'homme qui souffre et que nulle curiosité scientifique ne doit méconnaître. On a dit, aussi, que le chirurgien, lorsqu'il devient homme mûr dans la science, sait peser avec mesure les contre-indications à opérer comme les indications elles-mêmes, et qu'enfin, parvenu à la vieillesse, — où commence-t-elle? — le chirurgien ne savait plus assez remplir les indications de l'intervention de l'art. Il faut donc tenter, dans une clinique, de se hâter d'atteindre la maturité et il faut tâcher de s'y conserver longtemps. En effet, Nestor, ici même, malgré ses bons conseils, ne serait plus à sa place, puisque après le conseil il faut pouvoir agir.

Pour les cas de chirurgie ordinaire, je vous indique-
rai souvent qu'il convient de laisser agir les lois qui
régissent notre organisation; bien plus, j'ai l'espérance
de vous démontrer que, dans une foule de circonstances, la guérison aura lieu malgré l'abstention de
moyens héroïques, ou, pour parler plus exactement, à
cause même de cette abstention. En ce qui me concerne, Messieurs, depuis bien longtemps j'ai la conviction que le progrès ne réside point uniquement dans
une activité fiévreuse. Ce n'est pas sans raison qu'en
plaçant, il y a treize ans, dans l'amphithéâtre des cours
de l'École de médecine de Nancy, le buste de Bichat,
l'initiateur à la science qu'on nomme aujourd'hui
l'histologie, en y plaçant le buste de Laënnec, l'im-
mortel inventeur de l'auscultation, j'ai ajouté celui
d'Ambroise Paré, l'un de nos plus grands génies en
médecine, dont Metz l'invincible n'a jamais oublié le
dévouement, et qui, comptant sur les ressources de
notre merveilleuse organisation, disait modestement,
dans un beau langage : *Je t'ai opéré, Dieu te guérit*, et
rappelait ainsi, à quinze siècles de distance, cet autre
mot de Galien, que l'étude de l'anatomie est le plus bel
hymne qui puisse exister en l'honneur de la Divinité.

Pour peser certaines indications ou contre-indications, il faut parfois, aussi, tirer ses conclusions d'un
ordre d'idées qui n'ont rien de scientifique, et, protec-
teur de la vie humaine, le professeur de clinique doit,
parfois, se faire cette question : Dans tel cas scientifique
déterminé, quel conseil donnerais-je s'il devait avoir
pour objet un de mes plus proches parents ou l'un de

mes meilleurs amis? Je me suis fait plusieurs fois, Messieurs, cette demande; parfois j'ai tenté et avec succès une opération discutable; tantôt, au contraire, je me suis renfermé dans le doute et je me suis abstenu. Lors de la mort de M. le professeur Xardel, j'ai dit, tout récemment, sur sa tombe, qu'il respectait cet axiome qu'un critique voulait voir écrit en grands caractères sur la page blanche des murs de nos amphithéâtres et que j'espère vous rappeler par l'exemple : *Nunquam aliquid magnum facias merâ hypothesi aut opinione.*

Après vous avoir montré les buts à atteindre par la clinique et indiqué les idées générales qui doivent être présentes sans cesse à notre esprit, il convient d'énumérer les sources de l'instruction clinique qui se trouvent à notre disposition.

Ces diverses sources ne peuvent être suffisamment productives qu'en considérant chacune d'elles comme un élément précieux d'un grand ensemble, et elles doivent être énumérées ainsi qu'il suit :

Coopération des étudiants au traitement des blessés. Notions données par le professeur dans les salles et à la consultation gratuite. Interrogation des malades par les étudiants. Leçons faites à l'amphithéâtre des cliniques. Investigations anatomiques. Rédaction des observations.

Il est facile de comprendre les avantages de la coopération des étudiants aux soins d'un service hospitalier. L'apprentissage des moyens manuels de traitement, l'initiation si importante aux mœurs et aux habitudes des malades, et surtout la connaissance des apparences

morbides partielles ou générales, sont les résultats les
plus importants de cette coopération. L'esprit ne retient
vraiment d'une manière complète que les aspects qui
ont été vus très-fréquemment. Ces apparences s'im-
priment dans la mémoire, parfois à l'insu de l'étudiant
lui-même, et il retrouvera plus tard dans sa carrière
ces tableaux qu'il saura reconnaître et qui lui serviront
de la manière la plus heureuse, au point de vue du
diagnostic. Répartis dans un certain nombre de fonctions, dans chacune desquelles les étudiants ne restent
guère plus d'un mois, leur passage dans les diverses
parties du service constitue, au point de vue intellectuel, une sorte de mouvement ascensionnel. Non-seu-
lement les pansements ordinaires et les opérations dites
élémentaires leur sont confiés, mais les pansements
graves exécutés d'abord par le professeur, le chef de
clinique ou par un interne, sont peu à peu remis aux
mains des élèves externes qui ne quittent pas le service
sans avoir appliqué les principaux appareils à fracture
et sans avoir pratiqué un certain nombre d'opérations
très-distinctes, par leur importance, des pansements
journaliers faits le matin dans les salles, lors de la consultation, et renouvelés le soir. En outre, la tenue du
cahier de visite, si redoutée parfois et avec si peu de
raison, fait acquérir la connaissance des doses des mé-
dicaments et celle de leur association. Puis l'occasion de
faire preuve d'une certaine initiative se trouve chaque
jour, soit dans le service de garde, lors des entrées des
blessés, et après les grandes opérations, soit dans la
rédaction de documents administratifs et aussi dans la

clinique de ville; les suites de quelques opérations et l'application de plusieurs appareils étant, hors de la clinique, surveillées par les étudiants dans une certaine mesure.

Il n'est pas besoin d'insister longuement sur les notions données par le professeur dans les salles ; un mot suffira pour résumer la valeur de cette partie de l'enseignement. Tout ce qui ne doit point troubler un malade, tout ce qui peut le consoler doit vous être dit devant lui; vous apprendrez bien vite combien est grande la satisfaction pour l'homme souffrant de se sentir l'objet de très-sérieuses études. J'attache, Messieurs, la plus grande importance à vous faire interroger un grand nombre de malades, et je chercherai à ne procéder, moi-même, à aucun examen hors de votre présence; vous pourrez ainsi mieux comprendre toutes les phases du travail intellectuel que comporte une bonne interrogation et acquérir, en même temps, la connaissance des difficultés, des impossibilités même qui existent au point de vue de l'énoncé d'un diagnostic. C'est dans cette partie de notre œuvre que vous verrez appliquer toutes les méthodes d'investigation démontrées préalablement dans le cours préparatoire à la clinique et celles qui ressortissent, soit à la chimie, soit à la physique.

En ce qui concerne la consultation gratuite, je ne puis trop vous engager à profiter le plus qu'il vous sera possible de cette source d'instruction; rien ne donne mieux l'idée des devoirs professionnels qui vous attendent. La consultation gratuite vous montrera, en effet,

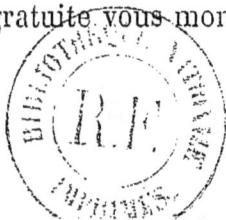

chaque jour, comment, dans un temps restreint, on
peut, souvent parfaitement, établir un sérieux diagnostic
d'où découlent les indications de traitement formulées
par le médecin et dont le malade ou le blessé doit bien
comprendre l'exécution.

Ce qui n'a pu être dit dans les salles ou à la consultation devant le malade, soit au point de vue du diagnostic et des indications à remplir, soit, aussi, au
point de vue du pronostic, sera exposé à la leçon faite
à l'amphithéâtre de la clinique. Puis viendront, comme
compléments de l'enseignement donné près des malades, la discussion des indications et des contre-indications de certains traitements, l'exposé des méthodes
opératoires, le choix motivé des procédés à mettre en
usage et les notions qui résultent, soit des analyses
chimiques, soit des études faites à l'aide du microscope,
soit des investigations anatomiques. C'est enfin à l'amphithéâtre que seront pratiquées les opérations sérieuses
auxquelles vous apporterez un concours important.

Je n'ai pas à développer longuement les avantages des
investigations anatomiques ; elles complètent certaines
observations cliniques, les rectifient souvent, et c'est
l'un des moyens les plus puissants de faire progresser
la science. Il ne faut point toutefois penser que toujours
un traitement doive être suivi de succès parce que nous
possédons la connaissance de la nature de la maladie ;
mais les notions si multiples recueillies lors des autopsies cadavériques, en complétant les observations rédi-
gées avec soin pendant la vie des malades et en portant
ces observations à leur plus haute valeur, aideront

puissamment au développement de toutes les branches de la science médicale.

Les diverses sources d'instruction dont il vient d'être question forment, ainsi que je vous l'ai dit tout à l'heure, un vrai faisceau. La leçon du professeur n'est donc point uniquement fixée à tel jour et à telle heure de la semaine. Elle se trouve, en réalité, répartie dans chacune des sources d'instruction qui viennent d'être énumérées, et de telle sorte que, j'insiste sur ce point, l'étudiant ne recherchant que les leçons réglementaires faites à l'amphithéâtre des cliniques, n'y apprendra, en réalité, qu'une faible partie des choses qu'il doit connaître en totalité.

En terminant ces considérations sur nos études cliniques, je crois important d'ajouter quelques réflexions sur les devoirs qui nous concernent tous. Je laisse de côté la nécessité de votre assiduité, de votre travail et les moyens de le faire fructifier en le rendant continu, sans exagération comme sans défaillance. Ici, l'évidence dispense de commentaires et je pense pouvoir vous être plus utile en jetant avec vous un rapide coup d'œil sur les qualités et les vertus que tout médecin doit tenter de posséder et d'accroître, sans pouvoir se flatter de les acquérir jamais complétement. Il est logique de vous montrer le but qu'il faut s'efforcer d'atteindre, au moment même de votre entrée dans les services hospitaliers, car plusieurs de ces devoirs ne sont pas aussi éloignés qu'il le semble au premier abord, et ils vont s'imposer à vous dès le début de votre coopération au service. Ces devoirs sont aussi ceux de votre professeur auquel certaines autres obligations bien sérieuses incombent encore. Ce sont les médecins qui, le plus souvent, ont indiqué les mérites qu'ils pensent devoir posséder, indépendamment de la science qui fait leur force principale. Avec quelle sévérité et avec quelle vigueur, parfois, est donné l'exposé de la situation du médecin! Écoutez ce que dit Hippocrate dans son *Traité de la Décence :* « Les médecins sont exposés sans cesse aux occasions propres à décéler la luxure, ou la bassesse, ou l'intempérance, ou la cupidité, ou la médisance, ou l'audace. » Souvent, aussi, ce sont les malades qui ont parlé des devoirs du médecin, et ils semblent s'être évertués à en étendre tellement le nombre qu'aujourd'hui même il ne m'est pas possible de m'arrêter sur chacune des qualités et des vertus que l'on attend de nous. Il faut dire, aussi, que le but a été dépassé, car nous ne saurions admettre que Platon ait raison quand il souhaite toutes sortes de maux au médecin pour lui donner plus d'expérience et le mettre à même de montrer qu'il sait conserver sa vie par la force de son art. Cependant, je crois qu'il n'est pas mal que le médecin ait souffert, au moins quelquefois.

Je n'ai pas la pensée de résumer, ici, tout ce qui a été dit; je ferai même de nombreuses omissions volontaires, vous réservant le plaisir très-vif de lire vous-même les nombreux écrits des médecins anciens et modernes qui ont traité de la question des devoirs avec une grande autorité et avec une haute moralité que je ne trouve pas au même degré, je l'avoue, dans un traité célèbre, celui de Cicéron.

Après la dure appréciation de la situation dans laquelle peut se trouver un médecin, Hippocrate opposait des préceptes. « L'art de la sagesse et celui de la médecine se tiennent de près, disait-il ; tout ce que donne le premier, le second le met en usage : mépris de l'argent, modération, décence, modestie, honneur, bonté, affabilité, propreté, gravité, juste appréciation de toute espèce de besoins dans la vie, courage contre les événements et réflexions sur la toute-puissance de la Divinité. »

Ne pouvant tout dire, je ne vous entretiendrai principalement, Messieurs, que des devoirs dont vous pouvez surtout prendre l'idée à la clinique, et je me permettrai de vous donner sur plusieurs d'entre eux l'opinion qu'une longue pratique m'a suggérée, en rectifiant parfois, je l'avoue, certaines de mes impressions primitives.

Je commence par vous parler de l'un des premiers sentiments que vous allez ressentir, que déjà même vous avez éprouvé et qui se rapporte à la sensibilité. Dans les grandes douleurs physiques comme dans les grandes douleurs morales, la sympathie est donnée aux malades comme aux affligés ; celle du médecin surtout est bien précieuse aux malades ; il faut, a dit Chomel, qu'il s'associe à leurs souffrances, qu'il en comprenne toute l'étendue, qu'il souffre avec eux, ce qui n'est pas un effort pour un homme de cœur : Chomel donne une des preuves de sa conviction. Appelé, dit le

célèbre professeur, chez un malade en proie aux plus
vives angoisses, il lui demande pourquoi il a renoncé
aux soins d'un médecin fort habile. Je ne lui ai pas
caché mes motifs, répond le malade, et je lui ai dit :
Vous ne me guérissez pas, vous ne me soulagez pas,
vous ne me consolez pas. Cette dernière parole, ajoute
avec raison Daremberg, cet autre grand esprit associé
à un grand cœur et qui vient de nous être enlevé, résume
à elle seule la moitié des devoirs du médecin. Il ne faut
qu'approcher du lit sur lequel le malade, pauvre ou
riche, jeune ou vieux, ignorant ou d'un esprit cultivé,
lutte contre les angoisses de la douleur et cherche à
écarter les ténèbres que la mort répand déjà autour de
lui, pour comprendre combien il a soif de consolations,
avec quelle avidité il recueille un heureux présage, avec
quelle joie il attend quelques paroles rassurantes, avec
quelle anxiété il interroge l'œil du médecin, avec quel
bonheur il entrevoit un visage ami, avec quelle effusion
il saisit la main que lui offre celui dont il attend le salut.
Mais, Messieurs, sans chercher à endurcir votre cœur,
j'ajoute que cette sensibilité réclamée, à si juste titre,
du médecin et, en quelque sorte, avant qu'il ait montré ses autres qualités, ne doit pas prendre la forme
outrée et fausse qui, avec raison, est appelée sensi-
blerie. La sensibilité vraie est celle qui révèle un sentiment juste d'humanité, de pitié, de tendresse, qui, bien
comprise mène, non à un oiseux verbiage, mais à une
affabilité digne, à une douceur et à une bienveillance
qui n'excluent nullement la fermeté, qui motivent l'at-
tention soutenue, provoquent la vigilance et l'activité

dans le devoir, et donnent aussi, chose plus difficile
peut-être, la patience dans son exécution.

Il n'est pas besoin d'insister sur le devoir d'être ins-
truit, puisque avant tout c'est la science médicale qui
est réclamée pour les malades et qu'elle est le point
de départ de toute action professionnelle. Le public in-
cline, naturellement, à penser que tout médecin est,
sous ce rapport, digne de l'être ; mais le public lettré
attend souvent, aussi, de lui un savoir parfois raffiné,
si je puis m'exprimer ainsi. Ce public demande que la
sagacité soit associée à la science et il entend cette association à sa manière. Il connaît dans l'antiquité la
pénétration d'esprit d'Hippocrate à l'occasion de l'a-
mour de Perdiccas pour Phila ; il sait la perspicacité
d'Erasistrate en présence d'Anthiocus épris de Strato-
nice. Pour les faits relatifs aux temps modernes, il a
entendu vanter la sagacité de Tissot près d'une avare
et celle de Morand près d'un joueur. De nos jours on a
loué, et avec justice, Cayol rappelant des portes du
tombeau une jeune nostalgique dont la stupeur et le
délire cessèrent à la promesse de l'arrivée d'une mère
tendrement aimée. Nous devons, Messieurs, admirer
ces faits, mais j'ose dire que, dans cet ordre d'idées, il
se trouve pour nous tous une limite d'action qui, dans
la pratique journalière, ne doit être dépassée qu'avec
une extrême circonspection. Dans les fonctions qui vont
vous être confiées, vous devrez recueillir avec bonté,
vous avez même le devoir de provoquer certains aveux
des malades, et vous serez ainsi de très-utiles intermé-
diaires entre eux et votre professeur, mais à la clinique,

comme dans la pratique en dehors des hôpitaux, vous penserez que la limite dont je viens de parler doit se tirer de la nature même de chaque fait. Là où notre impuissance est notoire pour améliorer la situation physique ou morale d'un malade, il faut savoir se tenir dans une réserve prudente, et le silence sera parfois la meilleure preuve de votre humanité. D'ailleurs, on peut souvent consoler une âme désolée sans avoir reçu sa confession tout entière; l'on devine, fréquemment, toute une situation sans que l'aveu en ait été fait et, dans les prescriptions, l'on tient un compte considérable de ce que l'on a compris; ceci est un très-simple devoir. Mais il faut, Messieurs, nous mettre en garde contre la tendance à faire preuve d'une sagacité quasi diplomatique; souvent, il conviendra de paraître ignorer ce que l'on a compris, ce que certaines circonstances ont révélé, et grâce à cette circonspection, lorsque les événements sépareront le médecin de son malade, celui-ci pourra se persuader, sans grands efforts, qu'il est resté le maître de ses secrets. Je vous souhaite toutefois, dans le cours de votre carrière, de pouvoir imiter, de près ou de loin, la sagacité de Mead faisant le don généreux de 5,000 guinées pour la délivrance de Freind, et je vous en félicite à l'avance.

Après avoir demandé au médecin d'avoir du cœur et un savoir uni à la sagacité, on réclame de lui la probité. Ce n'est pas de la probité ordinaire qu'il s'agit ici. L'impartialité dans les questions matérielles, la véracité à l'occasion des questions de médecine légale, l'abstention de tout acte répréhensible, lors d'une grossesse déshonorante par exemple, ne suffisent pas et il faut se souvenir de cette partie remarquable du serment qu'Hippocrate faisait jurer à ses élèves. « Lorsque j'entrerai dans une maison, ce sera toujours pour assister des malades, me tenant pur de toute injustice et de toute corruption avec les hommes et les femmes, esclaves ou libres. » Puis, nous élevant plus haut encore, il nous faut songer que la probité médicale est une vertu qui, donnant à la fois la prudence et la discrétion, consiste, aussi, à se mettre en situation de reconnaître et d'apprécier ce que doivent être les soins à donner aux malades, en connaissant bien l'état de la science, et comme celle-ci progresse incessamment, et que, parfois, elle marche à pas de géant, vous acquerrez, Messieurs, bientôt la certitude que l'esprit du médecin ne peut guère se maintenir dans une douce quiétude s'il pense qu'il dispose, en quelque sorte, de la vie de ses semblables. Vous le voyez aussi, Messieurs, la probité telle que je viens de la définir est un devoir tout spécial au professeur, puisque toute affirmation de sa part vis-à-vis des étudiants doit avoir dans la pratique de ceux-ci une conséquence heureuse ou défavorable, selon la justesse ou la fausseté des doctrines professées. C'est la probité scientifique qui, par le même motif, exige du professeur l'aveu de toute erreur médicale.

Je viens de prononcer tout à l'heure le mot de modestie et je crois devoir m'arrêter à la bien définir. Elle ne consiste pas uniquement à éviter de parler de soi, mais prenant sa source dans le doute qui naît de l'étendue de la science, elle porte le médecin à faire une part large et équitable au mérite de ses confrères, à rechercher

leur avis et à jouir avec un empressement réel de leur
savoir. Je serais presque honteux, Messieurs, de m'ap-
pesantir sur les rapports de courtoisie et de justice qui
doivent exister entre confrères, mais peut-être n'est-il
pas inutile de vous prémunir, une fois pour toutes, contre les apparences de certains faits journaliers, et
d'éviter ainsi tout malentendu possible. Dans notre clinique, Messieurs, veuillez ne jamais prendre pour l'ex-
pression d'un blâme des actes de mes confrères la
recherche parfois nécessaire des opinions qui ont été
émises avant l'entrée à la clinique, la discussion de ces
opinions et les modifications possibles apportées à un
traitement antérieur, toutes choses qui rentrent dans
les devoirs imposés au professeur.

L'antiquité nous a, Messieurs, transmis cette tra-
dition que les muses sont sœurs et vous reconnaîtrez
vous-mêmes que, pour les vertus, l'union est plus étroite
encore et qu'elles découlent, en quelque sorte, les unes
des autres. La modestie, en portant le médecin à douter de
son mérite, la probité scientifique en ne laissant jamais
son esprit pleinement satisfait, né produisent-elles pas
en effet le désintéressement journalier qui se révèle de
tant de manières différentes. A l'occasion de cette
grande vertu, gardons-nous toutefois, Messieurs, d'exagération sentimentale et en quelque sorte stéréotypée.
N'a-t-on pas trop applaudi à ce qu'on a appelé le désintéressement d'Hippocrate refusant les présents du roi
de Perse, et de nos jours n'est-ce pas avec raison qu'on
a rompu avec cette partie des traditions hippocratiques.
Malgré les leçons cruelles et toutes récentes qui ont été

infligées aux médecins français, ils n'ont point senti, heureusement, se refroidir leur pitié généreuse pour tous les êtres souffrants, malgré leur nationalité diverse, et il en est parmi vous, Messieurs, plusieurs qui ont concouru, avec leurs maîtres, et avec le plus vrai et le plus noble désintéressement, au soulagement des ennemis de la France dans les ambulances nancéïennes. Le fait attribué à Hippocrate semble d'ailleurs apocryphe, et je pense qu'il n'eût pas été si vanté de nos jours sans un tableau célèbre, peint à Rome en 1792, monument quasi filial de Girodet, et dont la gravure rendue populaire a été, pendant un demi-siècle, l'*ex voto* facile d'un certain nombre de malades.

On a mis au nombre des vertus médicales, le sang-froid et la fermeté d'âme. Le sang-froid du chirurgien, bien que provenant en partie de son caractère, des épreuves et du temps, peut vous appartenir, Messieurs, par le travail, car il résulte surtout de l'instruction et de la rectitude des connaissances anatomiques. Quant à la fermeté d'âme, ce sont les grandes occasions seules qui la révèlent. Le mot est par trop ambitieux, en effet, s'il s'agit de la conduite du médecin en temps ordinaire où il fait simplement ce qu'il doit. On n'est point un héros pour si peu, et il faut se garder, aussi, de confondre la fermeté avec l'indifférence pour les souffrances humaines. Mais que la peste d'Égypte permette l'action sublime de Desgenettes, qu'une autre épidémie de peste motive, à Nancy, la mort de Charles Le Pois, alors de semblables dévouements doivent appeler sur leurs auteurs notre respectueuse admiration.

Bien que je ne doive aborder ici que l'indication de nos principaux devoirs, je veux vous dire, encore, en finissant, le moyen pour le médecin de tenir dans la société le rang qu'il est en droit de posséder et d'après sa science, et d'après son utilité. S'il veut qu'on retrouve l'homme derrière le praticien, et s'il veut se ménager pour lui-même de pures jouissances, qu'il se mette, a dit M. Daremberg que j'ai tant de plaisir à citer, en possession de ces *humaniores litteræ* qui nous établissent dans un commerce de respectueuse familiarité avec les plus grands esprits de l'antiquité, qui donnent vue à la pensée sur tant et de si belles perspectives, qui assouplissent les mœurs, remplissent toutes les lacunes de la vie, en adoucissent toutes les aspérités et en font oublier bien des mécomptes, je n'ose dire tous les mécomptes, comme le savant que j'ai cité. Du médecin qui, au lieu de faillir, avec plus ou moins de honte, conserve sa vie pure et sainte aussi bien que son art, je ne penserai pas non plus, comme Hippocrate, que ce médecin est un demi-dieu, car certains des dieux de son temps ne valaient pas grand'chose, mais je dirai, comme a dit Hippocrate, que ce médecin a le droit d'être honoré et de jouir sans remords des fruits de son art. J'ajouterai que ce médecin est le type de l'honnête homme et qu'il serait digne de la société de Socrate qui, avec un autre philosophe, se consolait en pensant qu'il verrait dans l'autre monde d'honnêtes gens, des philosophes, des poëtes et des médecins.

APPENDICE

PROGRAMME

du Cours de clinique générale et de la Préparation au service
hospitalier *professé, de 1840 à 1873, par M. E.* Simonin, *à l'École de
médecine et de pharmacie de Nancy.*

— 40 leçons. —

INTRODUCTION A LA CLINIQUE GÉNÉRALE.

1re *leçon.* — Nécessité d'une division dans le cours de clinique.
 Historique de la fondation des hôpitaux.
 Origine des cliniques.
2e et 3e *leçons.* — Théorie de la construction d'un hôpital.
4e *leçon.* — Topographie de l'hôpital Saint-Charles. Rapport de la morta-
 lité aux blessés et aux malades traités.

CLINIQUE GÉNÉRALE.

5e *leçon.* — Définition des maladies chirurgicales. Statistique des faits
 observés à la clinique chirurgicale.
 Idée générale de l'unité de vues dans les études médicales et chirurgicales.
6e, 7e, 8e *et* 9e *leçons.* — Définitions diverses : diagnostic, phénomène, symp-
 tôme (local, sympathique, général, primitif, consécutif, fonctionnel,
 constitutionnel, pathognomonique), accident, signe, indication, contre-
 indication, pronostic.
 Exposition des éléments de diagnostic en particulier : siége, nature
 des maladies ; âge, constitution, tempérament, diathèse, idiosyncrasie,
 hérédité, sexe, profession, habitudes, habitation ; causes, durée, marche,
 type, succession des maladies ; climat, saison, constitution médicale.
10e, 11e, 12e, 13e *et* 14e *leçons.* — Indication des méthodes de diagnostic en
 général ; définition et exposition de chacune d'elles en particulier.

Méthodes sensuelles. — Inspection générale ; mensuration ; palpation ;
dépression ; fluctuation ; succussion ; toucher en général [1], toucher vaginal

---

[1] Au début du Cours de clinique générale, les matières principales indiquées dans ce pa-
ragraphe ont été exposées sous une autre forme à laquelle avait été donné le titre suivant :
Application des sens à l'étude des maladies chirurgicales.

(speculum); percussion (sur l'homme vivant); auscultations diverses (sur l'homme); dynamoscopie; odoration; dégustation; du laryngoscope; de l'ophthalmoscope; procédé Sanson; thermoscopie; du microscope; du polarimètre; principaux motifs des applications des recherches chimiques; (sédiments; gravelle; calculs urinaires, biliaires, intestinaux; albuminurie; glucose; salive; sperme; urine; bile; sang; pus; parasites végétaux, animaux, etc).

Méthodes intellectuelles. — Jugement, mémoire, analogie, induction; du raisonnement dans le diagnostic des maladies; méthode à priori, méthode dichotomique; dangers et avantages de chacune des méthodes.

15e, 16e, 17e *et* 18e *leçons.* —De l'art d'interroger et d'examiner un malade. Qualité de l'observateur et du médecin; serment d'Hippocrate; de l'art de poser les questions; méthodes d'interrogation: méthode anatomique à repousser; méthode physiologique; méthode physiologique modifiée, Exposition complète de la méthode physiologique (modèles imprimés). Commémoratif, état présent, état extérieur, digestion, circulation, respiration, exhalations, sécrétions, absorption, nutrition, sensations, sens, intelligence, sommeil, mouvement, organes locomoteurs, fonctions génitales, etc., etc.

19e *leçon.* — Indication des sources d'erreur du diagnostic; point de départ, travail de Bérard aîné (18 sources d'erreur).

20e *et* 21e *leçons.* — Des investigations anatomiques. Influence de l'anatomie pathologique sur la connaissance du siége des maladies, sur leur nature, sur leur traitement, sur les théories et la philosophie médicale, sur l'anatomie pathologique comparée. Erreurs de l'anatomie pathologique. Considérations sur l'état actuel de la science médicale. De l'investigation anatomique proprement dite; des principaux produits pathologiques.

22e *leçon.* — Manière de recueillir et de rédiger les observations. Du style propre aux observations. Quelques modèles offerts. Feuilles imprimées pour les étudiants de garde près des opérés; feuilles imprimées pour la rédaction des observations.

PRÉPARATION AUX FONCTIONS HOSPITALIÈRES.

A. Opérations élémentaires.

Neuf leçons. — Phlébotomie (saignée du bras, de la main, du pied, du cou); artériotomie (pour la temporale seulement); saignées locales et capillaires (sangsues, mouchetures, scarifications, ventouses sèches et scarifiées); irritations cutanées (frictions, massages, rubéfactions, vésications); exutoires (cautères, séton); cautérisations (cautère potentiel, actuel, métallique, moxa). Vaccination. Opérations qui se pratiquent sur les dents (incision des gencives, redressement des dents, nettoyage, limage, plombage, broiement des nerfs, cautérisation, extraction, prothèse dentaire). Adaptation des yeux artificiels.

Nota. — Lors des autopsies, élèves exercés aux divisions, réunions, au toucher vaginal, au cathétérisme chez l'homme et chez la femme, à la saignée.

B. Bandages et appareils.

Faits cliniques utilisés pour les divers appareils à fracture; ce qui simplifie et abrége singulièrement le cours. Dans cette partie du cours, l'historique ne joue un rôle que lorsqu'il peut avoir un but clinique. Le *Traité des bandages et appareils*, par Thillaye, a guidé surtout dans ce but.

Une leçon pour les généralités.

Huit leçons. — Bandages et appareils. La table de l'ouvrage du docteur Scrive a servi d'indication générale pour l'exposition des diverses sections de cette partie du cours. Les bandages ont été répétés par les étudiants, soit sur un mannequin, soit sur l'homme.

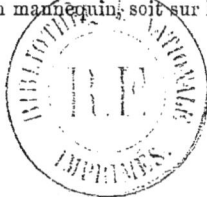